AF460489

DE

L'ATROPHIE MUSCULAIRE

CONSÉCUTIVE

AU RHUMATISME, A LA GOUTTE

AUX ARTHROPATHIES ATAXIQUES

PAR

Louis VIGNES,
Docteur en médecine de la Faculté de Paris.

PARIS
A. PARENT, IMPRIMEUR DE LA FACULTÉ DE MÉDECINE
29-31, RUE MONSIEUR-LE-PRINCE, 29-31

1880

9578

DE

L'ATROPHIE MUSCULAIRE

CONSÉCUTIVE

AU RHUMATISME, A LA GOUTTE

AUX ARTHROPATHIES ATAXIQUES

BIBLIOTHÈQUE NATIONALE R.F. IMPRIMÉS

Td 128 / 254

DE

L'ATROPHIE MUSCULAIRE

CONSÉCUTIVE

AU RHUMATISME, A LA GOUTTE

AUX ARTHROPATHIES ATAXIQUES

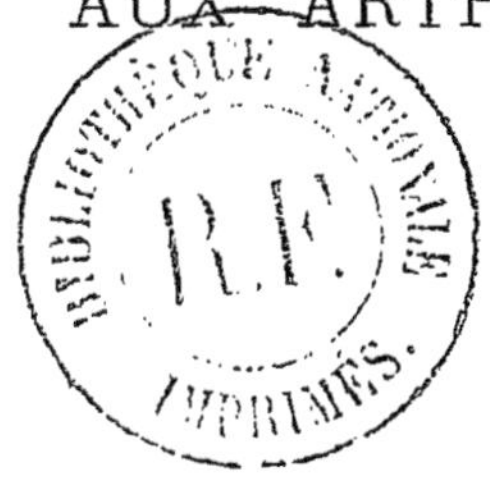
BIBLIOTHÈQUE NATIONALE
R.F.
IMPRIMÉS

PAR

Louis VIGNES,
Docteur en médecine de la Faculté de Paris.

PARIS
A. PARENT, IMPRIMEUR DE LA FACULTÉ DE MÉDECINE
29 31, RUE MONSIEUR-LE-PRINCE, 29-31

1880

DE

L'ATROPHIE MUSCULAIRE

CONSÉCUTIVE

AU RHUMATISME, A LA GOUTTE

AUX ARTHROPATHIES ATAXIQUES

INTRODUCTION.

La pathologie des atrophies musculaires a subi de grandes modifications depuis quelques années. On sait aujourd'hui que la nutrition des muscles est sous la dépendance des cellules motrices des cornes antérieures de l'axe cérébro-spinal. On conçoit donc aisément que l'atrophie pourra dépendre ou d'une lésion de ces cellules, ou d'une lésion des nerfs qui en naissent, ou d'une altération propre de la fibre musculaire par dégénérescence ou inflammation. Mais ce ne sont pas là les seules causes qui pourront engendrer l'atrophie. Les filets nerveux, irrités sous l'influence d'une affection périphérique, pourront aussi déterminer dans les cornes antérieures des modifications du pouvoir trophique, qui engendreront l'atrophie du membre où existe la lésion provocatrice, comme l'appelle M. Vulpian (1).

Ces atrophies réflexes, comme les actes réflexes eux-mêmes pourront s'étendre à d'autres parties : c'est ce qui a lieu dans les cas d'atrophie musculaire, liée à des affections articulaires récentes ou anciennes.

Ces atrophies, à notre sens, n'ont pas été suffisamment étudiées, et trop volontiers on met sur le compte de l'inertie fonctionnelle l'émaciation qu'on observe à chaque instant chez les rhumatisants, les goutteux et d'autres malades atteints d'affections articulaires.

Il n'est pourtant pas difficile d'observer cette complication et, si l'on parcourt les asiles réservés à la vieillesse, on la rencontre un bien grand nombre de fois. Il est vrai que dans le rhumatisme, la goutte chronique, les arthropathies ataxiques, les déformations attirent tout de suite l'attention ; mais on retrouve toujours l'atrophie.

Il nous a été très facile d'étudier ce genre d'atrophie à Bicêtre, dans le service de M. le Dr Debove, où nous l'avons rencontré en bien grand nombre. Dans notre travail nous ne rapportons qu'un petit nombre d'observations, car comme elles se ressemblent toutes, elles pourront servir de types. Pour l'étude de l'atrophie goutteuse, nous avons eu à notre disposition un bien plus petit nombre de faits.

Nous diviserons cette étude en trois chapitres. Dans le premier, nous ferons l'historique de la question. Dans le

(1) Vulpian. Maladies du système nerveux, recueillies par Bourceret. Paris, 1879.

second, nous étudierons les symptômes et la marche de l'atrophie.

Nous réservons le troisième à l'étude anatomo-pathologique, et à la pathogénie de cette complication si intéressante.

Mais avant de commencer, qu'il nous soit permis de remercier notre excellent maître M. Debove, qui nous a donné l'idée première de ce travail : nous le prions d'en accepter l'hommage comme témoignage de notre affectueux attachement.

CHAPITRE PREMIER.

HISTORIQUE.

Le genre d'atrophie qui nous occupe, si on excepte quelques travaux parus dans ces derniers temps, a été peu étudié. Il n'avait pourtant pas échappé à la sagacité des observateurs, qui mettaient sur le compte de l'immobilité prolongée, l'émaciation musculaire consécutive aux arthrites.

Hippocrate (1) remarque que, dans les luxations non réduites, « ... tout le membre inférieur devient décharné, sans muscles, énervé et plus grêle, altération qui provient de ce que la tête du fémur est sortie de sa place, et de ce qu'il est impossible d'exercer le membre à cause de sa situation contre nature... »

Mais c'est John Hunter (2) qui, le premier, signale cette atrophie eomme dépendant de l'arthrite et émet une opinion sur sa pathogénie.

Dans ses leçons orales sur les principes de la chirurgie, faites en 1786 et 1787, l'illustre chirurgien anglais ouvre un chapitre spécial sur « la perte d'action des muscles par lésions articulaires ou des ligaments. »

Ce passage mérite, à plus d'un titre, d'être rapporté en entier :

(1) Hippocrate. Œuvres complétes, traduction de Littré. Paris, t. IV.
(2) Hunter. Traduction de Richelot. Paris, 1730, t. I.

« Il est digne de remarque, dit Hunter, que les lésions des tendons, des ligaments, des aponévroses, etc., et surtout celles qui sont l'effet d'une entorse, troublent plus les fonctions des muscles que celles qui s'adressent aux muscles eux-mêmes, et que ces muscles, par leur sympathie avec ces parties qui ont si peu d'action, s'atrophient et perdent leur vigueur. Je pense que c'est un effet de la sympathie, c'est-à-dire que les muscles ont la conscience, que les parties malades ne peuvent pas répondre aux actions musculaires, et c'est un des phénomènes du corps vivant qui ont le plus de ressemblance avec la raison humaine. Si la maladie n'est que temporaire, comme l'inflammation commune, les muscles ne s'atrophient point, parce qu'ils ont la conscience que les parties se rétabliront. Lorsqu'un tendon est naturellement affaibli, le muscle s'affaiblit également; et si les mouvements de l'articulation dépendent de ce muscle, il en résultera la claudication, et les autres muscles s'affecteront aussi. Si l'articulation se rétablit, l'énergie des muscles se rétablit en proportion, c'est ce qui a lieu après les lésions des articulations, comme les fractures ou les ruptures de tendons. Le premier signe de la guérison d'une articulation, c'est l'augmentation de volume des muscles. La même atrophie a lieu dans les parties qui sont paralysées par la section d'un nerf, non parce que les muscles souffrent dans leur nutrition par la privation de leurs nerfs, mais parce qu'ils ont perdu leur puissance de mouvement. Lorsque la hanche est malade, les muscles de la jambe ou du genou s'atrophient, tandis que ceux du pied ne subissent aucune altération, ce qui devrait pourtant avoir lieu si l'atrophie musculaire était l'effet d'un défaut de nutrition produit par la lésion des nerfs. Que le coude soit affecté, les muscles du bras, qui l'entourent dépérissent, tandis que ceux de la main restent intacts. Quand les muscles s'atrophient consécutivement à une maladie des articulations, les chirurgiens disent souvent que la cause est dans le défaut de mouvement, mais que l'on examine l'autre jambe, par exemple, et l'on verra que les muscles y ont conservé leur volume presque entier, bien qu'ils n'aient pas eu plus de mouvement que les muscles de la jambe malade. »

Hunter, il est vrai, ne semble pas avoir observé les troubles fonctionnels qui suivent l'arthrite et, à tort, il croit qu'avec elle guérit toujours l'atrophie musculaire, qui, au contraire, persiste souvent après la guérison complète de l'affection articulaire.

Mais il insiste sur la sympathie, il n'admet pas l'opinion des chirurgiens sur l'immobilité prolongée et, chose digne de remarque, il signale la légère paralysie qui précède ce genre d'atrophie. Il termine en effet ainsi.

« L'esprit perd aussi son influence sur les muscles, car la volonté n'a aucun pouvoir sur eux tant que les parties qui meuvent sont impropres au mouvement, et cela lors même que les muscles ne sont pas atrophiés. »

La description de Hunter reste dans un injuste oubli et les observateurs qui ont écrit après lui ne mentionnent pas cette atrophie. Bonnet (1), en 1845, dans son chapitre sur l'entorse, après avoir fait une longue énumération des lésions anatomiques, dit : « Quelles que soient les variétés que présentent sous le rapport anatomique les inflammations chroniques des synoviales consécutives aux entorses, elles entraînent toujours un amaigrissement plus ou moins marqué des parties qu'elles entourent. En général, cet

(1) Bonnet. Traité des maladies des articulations. Paris, 1845, t. I.

amaigrissement ne va que jusqu'à l'articulation la plus voisine. Ainsi c'est la jambe seule qui maigrit dans une maladie du pied. Mais quelquefois l'atrophie s'étend beaucoup plus loin et un membre tout entier diminue de force et de volume, bien qu'une seule de ses articulations soit enflammée chroniquement. Dans ce cas les muscles sont moins colorés et perdent une portion de leur fibres musculaires proprement dites. »

Cette même année, J. Roux (1) professeur à l'Ecole navale de Toulon, dans une lecture académique signale dans les hydarthroses scapulo-humérales, la distension des muscles, leur flacidité après évacuation du liquide, enfin leur inaptitude à se contracter au moins d'une manière complète et régulière.

M. Gosselin appelle l'attention sur « le changement dans la répartition des matériaux nutritifs qui doit être la conséquence du travail de consolidation » comme cause de l'atrophie qui suit la réparation des fractures. Nous empruntons à ce travail, publié dans la Gazette hebdomadaire pour 1859, l'observation suivante qui relève deux fractures compliquées de l'articulation du coude.

« Deux hommes sont traités, en janvier et février derniers 1858, dans mon service, d'une fracture compliquée de l'articulation du coude par l'irrigation continue. Chez l'un et chez l'autre, l'irrigation a été continuée quarante jours, et pendant tout ce temps le membre n'a pas été enveloppé de bandelettes ni de bandes roulées ; la région malade a été tout simplement recouverte d'une compresse qui ne faisait même pas le tour du membre. Après la cessation de l'irrigation, le membre est encore resté non enveloppé ; la frac-

(1) Annales de la chirurgie française et étrangère pour 1845. Paris.

ture s'est consolidée et quand, après trois mois de séjour, ces deux malades ont quitté l'hôpital, ilsavaient un amoindrissement très prononcé du deltoïde, des muscles antérieurs et postérieurs du bras et de l'avant-bras. »

Et rejetant la compression comme cause de l'atrophie, il ajoute :

« J'inclinerais donc plutôt vers l'opinion qui explique ces phénomènes par l'immobilité du membre ; pourtant je m'étonne de la voir persister si longtemps après le retour des mouvements. Il me semble que si c'était là la seule cause d'atrophie, les muscles devraient rependre peu à peu leur volume primitif, à mesure que leurs contractions se multiplieront. Comme il n'en est pas ainsi dans la plus part des cas, je me demande s'il ne faut pas faire intervenir une autre cause et j'appelle l'attention sur le changement dans la répartition des matériaux nutritifs qui doit être la conséquence du travail de consolidation. »

La même année, un des élèves de M. Gosselin, M. Lejeune (1), traite du même sujet dans sa thèse inaugurale. Comme son maître, il ne croit pas que l'immobilité soit la seule causedel'atrophie consécutive auxfractures. Ildéfend l'opinion dela dérivation des éléments nutritifs, mais ilobserve, cependant, que dans un cas de fracture non consolidée, dont il rapporte l'observation, « l'atrophie musculaire existe sans qu'on soit en droit de dire pour cela que les mouvements nutritifs pour la formation du cal, en aient été la cause ; mais on peut toujours penser que l'état pathologique des fragments c'est-à-dire l'ostéite consécutive, a pu suffir pour amener l'atrophie. « Il ne faut pas perdre de vue, en effet, que la plupart des lésions

(1) Thèse de Paris, 1859.

du squelette, celles surtout qui sont de longue durée entraînent une atrophie des muscles ; j'en citerai comme exemple principal les arthrites de toute nature, à la suite desquelles on observe si souvent l'amoindrissement dont il est ici question. »

M. Béziel, en 1864, sous l'inspiration de Gubler, étudie *l'athrophie rhumatismale;* mais il ne se place pas à notre point de vue et ne semble pas même avoir entrevu le lien étiologique qui unit l'atrophie musculaire à l'arthropathie rhumatismale. Il décrit, en effet, la macilence générale du système musculaire sous l'influence du rhumatisme aigu, en même temps que les urines se chargent, par le fait de cette dénutrition si vive, de produits excémentiels et d'albumine. Au reste, cette fonte musculaire ne présente pas de gravité, guérit spontanément au bout d'un ou deux mois, et M. Béziel la regarde comme une manifestation analogue à l'arthrite et à l'endocardite.

Dans sa thèse pour le concours d'agrégation de 1869, M. Auguste Ollivier (2) dit que « le système musculaire éprouve le contre-coup de presque toutes les affections qui peuvent atteindre les jointures. Une maladie articulaire se déclare et l'on voit survenir consécutivement une atrophie considérable de certains muscles..... Il ne s'agît pas d'un accident rarement observé : M. Verneuil nous a dit l'avoir observé bien des fois. »

« Les luxations de l'épaule, même après leur réduction déterminent souvent de l'arthrite; aussi n'est-il pas rare de voir des blessés présenter à la suite de cet accident, une douleur dans l'articulation et une atrophie considérable

(1) Thèse de Paris, 1864.
(2) Thèse d'agrégation, 1869.

du deltoïde. Le muscle se trouve quelquefois tellement affaibli qu'il semble réduit à une lame extrêmement mince sous laquelle on rencontre immédiatement la tête humérale. Les mouvement sont gênés, l'élévation du bras est presque impossible, alors même que la douleur a cessé et l'on ne peut invoquer que l'atrophie pour expliquer ce phénomène. »

Il rapporte l'observation de Duchène de Boulogne : *Atrophie réflexe due à une affection articulaire.*

Quant à la nature de cette atrophie, M. Auguste Ollivier dit : « C'est une atrophie simple, ainsi que l'atteste l'examen microscopique..... » et au point de vue pathogénique « pourrait-on l'attribuer à une action reflexe? Mais il resterait toujours à préciser les conditions dans lesquelles cette complication peut survenir. »

Dans son savant article *Epaule*, M. le professeur Panas (1) relate la fréquence des paralysies des muscles de l'épaule compliquant la luxation scapulo-humérale. Il admet « l'élongation des nerfs par traction ou rotation exagérée du membre, la compression des nerfs par la tête luxée contre les côtes correspondantes et la contusion directe. » Mais on lit un peu avant « dans l'autopsie qu'il nous a été donné de faire dans le service de Nélaton, nous n'avons trouvé dans les nerfs paralysés aucune lésion apparente. »

Laissant de côté la commotion nerveuse admise par Malgaigne, on pourra dans quelques cas admettre la contusion du circonflexe invoquée depuis J.-L. Petit et Boyer ou la lésion du tissu musculaire comme le pense M. Empis, mais nous croyons avec M. Valtat qu'il vaudra mieux

(1) Nouveau dictionnaire de médecine et de chirurgie pratique. Paris, 1870, t. 13.

croire à la production d'un léger degré d'arthrite, hypothèse qui fournirait une explication satisfaisante alors que, comme l'observe M. Panas « les chutes sur le coude et même sur la main, le bras étant dans l'extension, peuvent occasionner parfois la paralysie, auquel cas la théorie de la compression des nerfs entre la clavicule et la première côte ne peut évidemment plus nous servir. »

Dans un mémoire sur les courants continus faibles et permanents lu à la Société de chirurgie en 1872, M. Lefort cite plusieurs cas de guérison de paralysie avec atrophie des muscles après entorse.

Ces faits intéressants ont été analysés et rapportés dans l'excellente thèse d'un élève de M. le professeur Lefort, M. Valtat.

Cette même année, un élève de Gubler prend pour sujet de thèse « une forme d'arthropathie » dans « le cours de laquelle, sous des influences morbides encore mal déterminées, les différents groupes musculaires disposés autour de la jointure malade s'atrophient, en même temps que la couche de tissus cellulo-adipeux qui double la peau devient plus épaisse... En d'autres termes enfin, distribution inégale et non motivée des principes nutritifs du sang au profit du fascia superficialis et au grand détriment des muscles. » M. Colette (1) au reste ne s'explique pas catégoriquement sur la nature de cette forme arthropathique, mais il admet cependant que « l'atrophie des muscles n'est pas le résultat de l'inactivité fonctionnelle. »

M. Sabourin (2), élève de M. le professeur Lasègue, étudie, en 1873, *l'atrophie musculaire rhumatismale.* L'auteur

(1) Thèse de Paris, 1872

(2) Thèse de Paris, 1873.

passe d'abord en revue l'opinion de ses devanciers sur la nature de cette complication et combat surtout l'opinion de Duchêne qui fait de cette atrophie un effet du rhumatisme musculaire. Il assigne à cette atrophie comme siège d'élection des muscles qui entourent l'articulation scapulo-humérale et principalement l'articulation droite. Il dit cependant qu'on peut l'observer dans les muscles qui entourent d'autres grandes articulations, il insiste sur sa marche progressive et sur l'envahissement successif des muscles périarticulaires. « Dans le rhumatisme de l'épaule, il est évident que le deltoïde, qui recouvre l'articulation et les muscles qui s'insèrent dans le voisinage des surfaces articulaires, attire le premier l'attention de l'observateur quand il s'atrophie; mais une exploration attentive permet de constater que les pectoraux sont atteints en même temps et aussi profondément. Il en est de même des sus et sous-épineux, grands et petits ronds et quand la maladie a fait des progrès notables, on peut voir, quand on fait déshabiller le malade, une remarquable différence dans le volume comparé des fosses sus et sous-épineuses de l'un et de l'autre côté, etc. »

Arrivant au chapitre de la pathogénie. « Nous avons cherché, dit M. Sabourin, à démontrer qu'il y avait des atrophies d'origine rhumatismale ; que ces atrophies se développent le plus souvent à l'épaule, et plus spécialement à l'épaule droite, qu'enfin elles ne sont pas produites par un rhumatisme musculaire..... Ne voyons-nous pas d'ailleurs que dans quelques unes des observations que nous rapportons, où le rhumatisme a siégé dans une autre articulation que celle de l'épaule, dans le genou par exemple, l'atrophie n'en a pas moins été la conséquence ? Il est bien évident que dans ces cas le rhumatisme siégeait ailleurs que dans les muscles. Nous pensons donc qu'il n'est pas déraisonnable d'admettre qu'à l'épaule le processus pathologique à été le même qu'au genou. » Et insistant sur le processus, « nous pensons que ce travail irritatif, dont il parle (M. Duchêne), se développe d'abord dans le tissu fibreux périarticulaire, envahit ensuite les attaches tendineuses des muscles, puis l'enveloppe fibreuse des faisceaux musculaires et se propage de la au névrilème des dernières ramifications nerveuses, dont l'élément nerveux lui-même s'altère peut-être consécutivement. Dès lors la nutrition du muscle étant entravée par ce travail que nous pourrions appeler rhumatismal, l'atrophie se produit. Dans l'observation empruntée à la thèse de M. Ollivier, la seule où les fibres musculaires aient été examinées au microscope il n'y avait qu'une atrophie simple sans dégénérescence du muscle. Nous pensons que, dans le principe, c'est là le fait ordinaire, et qu'il n'y a diminution de volume des muscles que parce que la nutrition est amoindrie; mais il est à présumer que si l'affection est de longue durée, si sa marche n'est pas arrêtée par le traitement, la fibre musculaire qui ne se nourrit plus subit plus tard une transformation telle qu'il est impossible de la ramener à son état primitif. » Disons dès maintenant que comme M. Sabourin nous ne croyons pas que l'atrophie rhumatismale soit l'effet d'un rhumatisme spécial ; qu'on la retrouve au contraire dans un grand nombre pour ne pas dire la plupart des vieilles affections articulaires. Au chapitre consacré à la pathogénie, nous reviendrons sur l'opinion de M. Sabourin.

Dans ses leçons sur les vaso-moteurs, M. Vulpian (1)

1) Leçons sur les vaso-moteurs. Paris, 1875, t. II.

BIBLIOTHÈQUE NATIONALE R.F. IMPRIMÉS

n'admet pas que l'inertie fonctionnelle puisse entrer en cause dans la production de l'atrophie arthropathique consécutive.

Il en prend comme exemple frappant l'atrophie du deltoïde lorsque l'articulation scapulo-humérale est le siège d'une arthrite chronique. « Doit-on considérer cette atrophie comme le résultat de l'inertie fonctionnelle imposée au muscle deltoïde par la douleur que produit toute espèce de mouvement dans la jointure malade? Mais il est facile de constater que tout mouvement n'est pas interdit au muscle deltoïde et qu'en réalité il s'y produit assez souvent de faibles contractions... Dans le cas dont il s'agit, ce seraient les extrémités des nerfs de l'articulation humérale qui seraient irritées par l'arthrite et qui détermineraient dans le foyer d'origine des fibres nerveuses destinées au muscle deltoïde une modification sous l'influence de laquelle s'affaiblirait l'activité des éléments anatomiques de cette partie de la substance molle de la moelle. »

M. Lefort (2) rappelle qu'il a fait connaître en 1872 à la Société de chirurgie les courants continus faibles et permanents comme mode de traitement de l'atrophie consécutive aux arthrites. Il rapporte de nouveaux cas de guérison.

M. le professeur Verneuil a observé aussi depuis longtemps « l'amaigrissement soudain de la cuisse succédant aux hydarthroses du genou. »

« Dans certains cas seulement, très anciens ou très in-

(2) Bulletin de la Société de chirurgie. Paris, 1876, t. II.

tenses, l'atmosphère périarticulaire, dit M. Besnier (1), dans son si remarquable article *rhumatisme*, est atteinte à un degré plus élevé, et présente tantôt les caractères d'une sclérose atrophique qui, dessinant plus nettement les extrémités articulaires, fait paraître celle-ci augmentées de volume ou plus saillantes dans leurs éminences normales. L'atrophie musculaire périphérique, qui se joint ordinairement à ces lésions, contribue avec l'amaigrissement général à exagérer cette même apparence. » Il ne s'explique pas sur la nature de cette atrophie ; mais il ajoute l'atrophie des masses musculaires à la série des causes de déviations. « Ce qu'il importe surtout de savoir c'est que l'action musculaire joue un rôle considérable dans la première période, que l'atrophie des muscles n'est pas moins importante à considérer, parce qu'il y a lieu de tirer de la notion de ces faits des conclusions pratiques au point de vue de la thérapeutique et notamment de l'emploi de l'électricité. »

Et lorsqu'on diagnostiquera un rhumatisme articulaire chronique simple « on se rappellera, dit-il, que les muscles des membres atteints peuvent présenter et présentent souvent des altérations atrophiques qui, en démasquant des saillies osseuses normales, peuvent simuler des déformations proprement dites. »

Dans ses leçons de clinique chirurgicale Sir J. Paget (2), en étudiant les symptômes des affections articulaires, signale la complication atrophique qui « survient, dit-il, rapidement dans presque toutes les inflammations articu-

(1) Besnier. Article rhumatisme. Dictionnaire encyclopédique des sciences médicales, t. I, 2e partie. Paris, 1876.

(2) Paget. Leçons de cliniques chirurgicales. Traduction de Petit, 1877.

laires aiguës; plus lentement dans les inflammations chroniques. Dans celles-ci, le défaut d'exercice seul peut en être cause, mais il n'en est pas de même dans les inflammations aiguës, car elle est plus rapide et plus étendue que dans les cas de défaut d'exercice pur et simple. » Il a observé une atrophie rapide du membre inférieur et de la fesse, dans les affections aiguës de la hanche, moins rapides dans les affections scrofuleuses indolentes et le rhumatisme chronique.

Il ne l'a pas seulement observée dans les maladies de la hanche mais dans celles des autres articulations et il insiste sur son étiologie. « Ce n'est pas, je le répète, un simple amaigrissement par défaut d'exercice ; la lésion marche beaucoup plus vite que cela, elle est plus semblable à ce qu'on a appelé atrophie aiguë des muscles. »

« Ce processus d'amaigrissement est d'un intérêt tout particulier en pathologie et je voudrais pouvoir vous le présenter mieux qu'en lui donnant le nom d'atrophie réflexe. Il semble dépendre d'une influence nerveuse anormale, et paraît souvent proportionné à la douleur concomittante, comme s'il était dù à la perturbation de quelque département nutritif des centres nerveux, irrité par l'état douloureux des fibres nerveuses sensitives. »

En 1877, paraît la thèse de M. Valtat (1) sur l'*atrophie musculaire, consécutives aux maladies des articulations*. L'auteur de ce savant mémoire a surtout en vue l'étude de l'atrophie consécutive aux hydarthroses, entorses, aux affections aigues en général. Il montre par de nombreux faits cliniques et par l'étude expérimentale que l'atrophie musculaire consécutive, si fréquente dans les arthrites, est

(1) Thèse de Paris, 1877.

dans la généralité des cas précédée d'une légère paralysie apparente dès les premiers jours de la maladie, que le phénomène atrophique est de beaucoup le plus important et qu'il persiste après guérison de la lésion articulaire. Nous ne saurions mieux faire, pour terminer l'analyse de ce travail, auquel nous ferons de nombreux emprunts, que de citer en leur entier les conclusions de l'auteur.

1° La plupart des maladies des articulations retentissent énergiquement sur la nutrition du système musculaire.

2° Dès les premiers jours dans la plupart des variétés d'arthrite, on voit survenir une atrophie considérable et une paralysie plus ou moins accentuée de certains muscles plus spécialement destinée à la jointure affectée.

3° Cette atrophie ne saurait être rattachée ni à l'inertie fonctionnelle, ni à l'inflammation des muscles, des nerfs ou de la moelle. Très vraisemblablement elle se produit par le même mécanisme que les phénomènes dits réflexes.

4° Elle est très importante au point de vue des troubles fonctionnels, elle s'accroît, le plus habituellement, tant que dure la maladie articulaire ; et, si parfois, elle peut n'avoir qu'une durée passagère, dans l'immense majorité des cas, elle persiste après la guérison de l'arthrite, se substitue à elle et constitue, dès lors, le seul obstacle au rétablissement des mouvements.

5° Sa durée est en général fort longue, et elle n'a que peu de tendance à la guérison spontanée. Quelquefois les muscles, sous l'influence de l'exercice seul, peuvent reprendre leur force et leur volume, mais cette heureuse terminaison est rare, toujours tardive et, le plus souvent, incomplète.

6° Ces lésions atrophiques guérissent facilement et rapidement par l'emploi des courants continus, faibles et permanents, tels que les a fait connaître M. le professeur Lefort, et mieux encore, par l'usage combiné de ces derniers et de la faradisation.

Cette même année, M. Michel (1) étudie les *arthropathies ataxiques* et au chapitre consacré à l'anatomie pathologique, il émet l'opinion d'un rapprochement possible entre le processus morbide des arthrites des ataxiques et de l'atrophie des muscles qui environnent l'articulation malade.

« L'ataxie présente une autre complication qu'on pourrait rapprocher de celle qui nous occupe, c'est l'atrophie musculaire. Il est parfaitement démontré aujourd'hui surtout depuis les travaux de M. Charcot, que cette amyotrophie deutéropathique reconnaît pour cause l'envahissement par le processus morbide des parties antérieures et motrices de la moelle, se traduisant par l'atrophie des cellules des cornes antérieures. »

Nous ne croyons pas que l'atrophie qui suit ces arthropathies reconnaisse pour cause la sclérose des cornes antérieures; mais bien que, dans la majorité des cas, on a affaire à un phénomène réflexe comme dans les autres lésions articulaires. — Nous nous réservons de revenir sur ce sujet au chapitre que nous consacrons plus loin à la pathogénie.

Il y a déjà plusieurs années que M. le professeur Bouchard a signalé que l'atrophie complique souvent les accès de goutte aigus. L'an dernier, dans son cours à la Faculté, le savant professeur de pathologie générale a insisté de nouveau sur cette amyotrophie « qui envahit certains

(1) Thèse de Paris, 1877.

groupes musculaires, les extenseurs de préférence, mais disparaît plus rapidement que l'atrophie consécutive aux hydarthroses traumatiques. »

Il y a quelques mois, M. Descosse (1) fait des *troubles nerveux locaux consécutifs aux arthrites* le sujet de sa thèse. Il englobe comme un effet d'un même processus morbide, l'anesthésie, l'hyperesthésie, l'analgésie, l'hypéralgésie, le développement pileux considérable, la sclérose de la peau, la névralgie, l'atrophie des muscles, l'adipose sous-cutanée observée dans certaines arthrites et parfois à la suite de sciatiques. Pour lui la condition pathogénique du développement de ces symptômes « consiste dans la compression exercée par les tissus enflammés sur les terminaisons nerveuses de l'article ; compression qui suscite à la longue une névrite ascendante. » Nous reviendrons sur ces faits, mais nous n'admettons pas l'existence de la névrite ascendante, telle que la conçoit M. Descosse. Les expériences sur les animaux de M Valtat ne laissent pas de doute à cet égard. Au reste M. Debove a bien voulu nous communiquer une note, qu'il va publier sur le genre d'atrophie qui nous occupe, les résultats de l'examen microscopique minutieux que rapporte notre savant maître ne permettent point de croire à l'existence de cette névrite. Evidemment sous l'influence de l'irritation d'une branche nerveuse dans le cours d'une arthrite, soit traumatique, soit spontanée, on pourra voir se développer ces divers troubles de nutrition : les recherches de M. Brown-Séquard sont concluantes. Mais dans le plus grand nombre de cas observés on ne note que l'atrophie consécutive et pour notre part nous n'avons point trouvé ce cortège symptoma-

(1) Thèse de Paris, 1880, n° 188.

tique. Nous ne mettons pas en doute leur existence, mais nous ne voyons pas empêchement à l'existence de deux complications, l'atrophie réflexe et les troubles nutritifs signalés par M. Descosse.

CHAPITRE II.

SYMPTOMATOLOGIE.

Nous avons pensé qu'avant de faire le tableau de l'atrophie musculaire des arthropathies chroniques, il ne serait pas inutile de rappeler comment les choses se passent pendant la période aiguë. Comme M. Valtat l'a montré pour l'hydartrose, l'atrophie n'est point le symptôme primordial de la complication atrophique des arthrites aiguës. Dans presque tous les cas, on peut observer d'abord un léger degré de paralysie. Cette perte de tonicité musculaire se montre en général fort peu de temps après le début de l'affection articulaire et elle peut se dissiper après la guérison de l'arthrite, surtout si celle-ci est légère, ou, au contraire, aller en augmentant.

M. Valtat a observé cette parésie dans un grand nombre d'arthrites traumatiques; nous-mêmes l'avons observé encore dernièrement dans un cas de rhumatisme articulaire aigu. Le malade, qui était un jeune Brésilien, habitant Paris depuis quelques années, avait une première attaque de rhumatisme. La maladie avait débuté dans le poignet gauche, les articulations sterno-claviculaires et les genoux étaient pris. Après la guérison obtenue assez rapidement par l'emploi du salycilate, nous avons pu constater que l'avant-bras gauche était étalé et qu'il était impossible au malade d'étendre la main, bien que l'article ne fut absolument plus douloureux. Au reste cette légère paralysie se dissipa d'elle-même et après une dizaine de jours, il pouvait aisément se servir de sa main.

Il en est souvent de même dans la goutte et ce fait n'a pas échappé aux observateurs. Dans une note (1) à la traduction du Traité de la goutte du Dr Garrod, M. le professeur Charcot dit : « Il ne faudrait pas rapporter à une affection de la moelle épinière ou de ses enveloppes (Todd et Garrod), cette faiblesse musculaire, déjà signalée par Scudamore, qui succède aux attaques intenses de goutte articulaire et peut simuler un véritable paraplégie. »

Cette parésie peut être complète ou incomplète et cela sans influence bien marquée du plus ou moins d'acuité et du degré de douleur de l'arthrite : on la retrouve dans l'hydarthrose non douloureuse du genou (Valtat).

Dans les cas récents, les muscles répondent à l'excitation électrique et nons verrons qu'à l'état chronique il n'en est pas toujours ainsi.

Quelquefois, comme nous l'avons déjà dit, cette stupéfaction des muscles disparaît d'elle-même après guérison. Mais on la voit plus souvent persister, les membres restent flasques, étalés et le patient ne peut faire contracter ses muscles. Dans ces cas-là, il n'est pas rare de voir l'atrophie apparaître et faire en quelques jours des progrès considérables. Signalons, cependant tout de suite, que dans bien des cas, les deux symptômes, paralysie et atrophie ne marchent pas de paire et à mesure que l'on voit disparaître le premier, on peut, par des mensurations exactes et renouvelées de temps en temps, voir le second augmenter très sensiblement. On aura donc garde de confondre cette parésie du début avec la paralysie qu'on

(1) Garrod. La goutte. Traduction A. Ollivier. Paris, 1867, page 588 et leçons sur les vieillards de Charcot, publiées par Ball. Paris, 1874, page 87.

observera à la période ultime dans les cas très graves, et alors que, petit à petit ou assez rapidement, toutes les fibres musculaires auront disparu.

L'atrophie est, en général, assez difficile à reconnaître au début, mais, dans les jours suivants, elle se manifeste par une différence de plusieurs centimètres sur le membre sain ; elle envahit d'abord certains muscles et même seulement certaines parties de muscles. Les muscles les premiers atteints seront ceux qui affecteront avec l'article malade le plus de rapports, à la cuisse le triceps (Valtat), le couturier (Sabourin), à l'épaule le deltoïde, les sus et sous-épineux, les pectoraux, etc., en un mot les muscles qui, si nous pouvons nous exprimer ainsi, seront les plus articulaires.

La variété d'arthrite a peu d'influence sur le développement de cette complication. Les observations de Valtat prouvent surabondamment son existence dans les traumatismes, celles de MM. Rendu (1) et Sabourin (2) dans le rhumatisme. Dans l'observation publiée par Anstie dans le *London médical Times* et citée par M. Sabourin, l'atrophie survient après un rhumatisme articulaire aigu. Il s'agit d'une petite fille dont toutes les articulations ont été prises. La maladie finit par se localiser au poignet gauche et alors le volume des muscles de l'éminence thénar commence à décroître. M. Debove a pu observer, l'an dernier, à l'Hôtel-Dieu, un cas de rhumatisme noueux que compliqua dès le début l'atrophie. Même chose chez un goutteux qu'il a eu récemment l'occasion d'observer et chez lequel l'atrophie s'est installée bien que le patient eu sa jointure malade encore très mobile. Nous-même avons pu voir le proces-

(1) In Valtat, loc. cit.
(2) Sabourin, loc cit.

sus atrophique naître et se développer dans les cas d'arthropathies ataxiques.

Observation I.

Biette, 53 ans, gantier, entré en août 1872, salle Sainte-Marie, à Bicêtre, service de M. Debove.

Juqu'en 1868, notre malade a joui d'une bonne santé. — Dans cette année, il ressent des douleurs fulgurantes dans les membres et en ceinture ; il perd facilement l'équilibre. Puis apparaît l'incoordination des mouvements volontaires.

Soigné successivement à Lariboisière et dans d'autres hôpitaux, il entre définitivement à Bicêtre en 1872.

En 1874, le malade s'aperçoit, en allant au bain, que son coude gauche a beaucoup gonflé et cela subitement et sans douleurs. Insensiblement, sans que le patient en fasse l'observation, son avant-bras se luxe. Aujourd'hui, l'articulation du coude n'existe pour ainsi dire plus ; l'extrémité inférieure de l'humérus, très amincie en pointe, fait saillie en bas et en arrière. Les deux os de l'avant-bras sont luxés sur la face interne de l'humérus, de telle sorte que le col radial répond à la réunion du cinquième inférieur avec les quatre cinquièmes supérieurs de l'os du bras. Le malade fléchit volontairement l'avant bras sur le bras et dans ce mouvement les deux segments du membre figurent une X à ouverture supérieure plus petite.

Le malade s'est aperçu que, depuis que son coude est luxé, les muscles du bras et de l'avant-bras ont beaucoup diminué de volume. L'atrophie porte surtout sur les muscles postérieurs de l'avant-bras, à travers lesquels on peut facilement reconnaître les crêtes et les surfaces osseuses. Les muscles latéraux ont disparu ; seul le long supinateur contracturé donne la sensation d'une corde tendue du bord externe de l'humérus au poignet, de telle sorte que, l'avant-bras étendu, la main est dans l'abduction.

Les muscles antérieurs ont diminué, mais moins manifestement. Aussi les mouvements de flexion, à l'encontre des mouvements d'extension de la main, s'exécutent avec une certaine force ; l'adduction et l'abduction sont impossibles. La main est maigre, mais les masses musculaires ne semblent pas sensiblement plus diminuées qu'à droite, où le coude reste sain.

La mensuration des avant-bras nous donne à des hauteurs rigousement égales :

Gauche (malade). . . . . Droit.

A 5 cent. du poignet : 14 cent. . . . . 15 cent.

Au milieu, 15 cent. 25 mil. . . . . . 18,25.

En 1877, le malade en tombant se luxa l'épaule. M. Terrier réduisit la luxation, qui ne tarda pas à se reproduire.

Actuellement, la tête humérale, luxée en avant sous la clavicule soulève les parties molles très émaciées.

Le deltoïde est atrophié, et bien que les mouvements provoqués soient possibles, les mouvements d'abduction du bras deviennent chaque jour de plus en plus difficiles. Si nous faisons abstraction du relief de la tête humérale déplacée, il nous semble que les pectoraux droits sont passablement atrophiés.

Au milieu du bras, nous trouvons, à droite (malade), 21 cent.; à gauche, 18.

Sous l'épaule, au niveau de la coulisse bicipitale, à droite, 22; à gauche, 26.

OBSERVATION II (résumée).

B..., entré à Bicêtre en septembre 1878, est ataxique depuis 1871. — Douleurs fulgurantes dans les jambes et en ceinture depuis cinq à six ans.

B... s'aperçoit un matin, il y a dix-huit mois, que son membre supérieur droit était entièrement tuméfié et la peau rouge, surtout au niveau du coude dont l'articulation est douloureuse. Trois ou quatre jours après, plus de tuméfaction, excepté autour de l'articulation cubito-humérale.

Aujourd'hui, la région du coude est empatée, on perçoit des craquements, pas de douleurs ; il y a de la fluctuation. Le radius paraît jouer très facilement sur le cubitus.

Les muscles du bras sont très atrophiés. Le biceps semble avoir conservé son action ; il fléchit fortement l'avant-bras sur le bras. Différence de 2 cent. 5 m. sur le membre gauche. A l'avant-bras, diminution des muscles de la région antérieure et latérale. Le long supinateur est très émacié.

Différence de près de 2 centimètres sur l'avant-bras gauche.

Ces mensurations ont été faites à des hauteurs rigoureusement égales et assez loin du coude pour éviter la cause d'erreur qu'aurait pu produire le gonflement de la région.

Il sera toujours difficile de préciser à quelle époque les muscles ont commencé à s'atrophier. M. Valtat a vu s'établir cette complication aux huitième, neuvième et onzième jour.

M. Rendu (1), dans un rhumatisme généralisé (première attaque) devenant monoarticulaire et se compliquant d'arthro synovite fongueuse du poignet au onzième jour, constate huit ou dix semaines après le début de la maladie, alors que les symptômes inflammatoires sont calmés, que les muscles de l'avant-bras droit sont en grande partie atrophiés.

Dans un cas de rhumatisme aigu généralisé, devenant subaigu et qui se fixe sur le poignet et le cou-de-pied gauche, sept semaines environ après le début de la maladie, certains muscles des segments de membre correspondant aux articulations malades commencent à s'atrophier, atrophie qui fait des progrès considérables en quelques jours.

Chez un autre malade ou le rhumatisme se localise aussi au poignet, au trente-cinquième jour, il existe « un amaigrissement très prononcé surtout aux dépens des masses musculaires. » Dans le cas d'Anstie et de M. Debove, cités plus haut, l'atrophie s'est montrée dès le début.

En somme, si dans assez bon nombre de cas on peut voir survènir l'atrophie assez vite après le début de l'arthrite, il n'en est pas ainsi toujours et nous croyons que, dans le rhumatisme généralisé, cette complication est assez rare après la première attaque et qu'elle se développe surtout alors qu'une articulation devient le siège d'élection du mal.

Les observations de M. Rendu tendent à confirmer cette manière de voir, mais il ne faudrait pourtant pas croire que ce soit là une regle absolue.

Nous avons pu observer un malade de la ville qui, il y a quelques années, eut une première attaque de rhumatisme aigu généralisé à la suite de laquelle il vit les muscles

(1) In these de Valtat.

de son épaule gauche s'atrophier. On ne perçoit pas de craquements dans l'article, le deltoïde, les sus et sous-épineux sont très émaciés. Quoique le malade cherche à amender cet état par la gymnastique, il ne peut arriver à élever son bras jusqu'à l'horizontale et le mouvement devient bien plus difficile si l'omoplate est fixée.

Dans la goutte, il est probable que les choses doivent se passer comme dans le rhumatisme et que les muscles ne subissent une véritable atrophie alors seulement que les dépôts d'urate de soude dans les cellules cartilagineuses ont déjà acquis une certaine importance. On sait combien il est rare d'observer la goutte dans nos hôpitaux, aussi, comprendra-t-on aisément notre embarras pour formuler une opinion à ce sujet. Nous avons consulté les travaux spéciaux parus sur cette affection et nous n'avons pas trouvé mentionné le début de l'atrophie. « Les parties immobilisées en conséquence de la rigidité des jointures, dit M. Charcot(1), subissent à la longue une véritable atrophie. » Dans le cas de M. Debove, la jointure est mobile et l'atrophie s'est développée, il en est de même pour le malade de l'observation suivante.

Observation III.

P..., est âgé de 46 ans.—C'est un homme de taille élevée et fortement constitué. — Il a eu une première attaque de goutte qui débuta la nuit, il y a une dizaine d'années environ, dans le gros orteil gauche. — Elle dura une huitaine de jours, — Après trois mois d'une bonne santé, le malade voit la goutte envahir successivement son orteil et son articulation tibio-tarsienne. Depuis cette époque le malade

(1) Note au livre de Garrod, loc. cit.

a eu des attaques de plus en plus rapprochées, mais moins douloureuses que la première.

Il y a deux ans, goutte rétrocédée à l'estomac.

Actuellement le malade présente des tophus aux oreilles et à l'entour des articulations. Deux articles sont surtout malades, l'articulation tibio-tarsienne gauche et le coude droit. Ces articulations, autour desquelles on rencontre des dépôts tophuacés, dont un acquiert sur la partie externe de l'articulation du pied la grosseur d'une petite noisette, sont encore assez mobiles.

Le malade a remarqué que sa jambe gauche et son avant-bras droit ont fort diminué de volume ; les mouvements de flexion du pied sont très difficiles et très limités. Les masses musculaires sont flasques et le ventre des muscles n'est plus sensible pendant la contraction.

La mensuration nous donne :

	Jambe gauche (malade).	Droite.
Au-dessus des malléoles,	21 cent. 7	23 cent. 5.
Au milieu	29 cent. 5	32 cent.

Au bras droit le triceps est très diminué. Le biceps conserve encore un certain volume, mais la flexion s'accomplit plus faiblement qu'à gauche. L'extension ne peut amener le bras dans la rectitude.

L'avant-bras paraît très diminué. Les fléchisseurs semblent surtout atrophiés. Le malade sert la main qu'on lui donne avec moins d'énergie qu'à gauche.

On trouve à la mensuration.

	Bras gauche (malade)	Droit.
A trois centimètres du coude,	15 cent.	17 cent.
Au milieu,	16 cent.	18 cent.

L'avant-bras gauche diffère, à hauteur égale du droit, de 2 cent. 5 m.

La marche de l'atrophie est progressive. Elle tend à s'accroître de jour en jour et, petit à petit, on peut, dans le cas d'arthrite chronique, voir disparaitre la plupart des muscles d'un membre,

Elle est parfois passagère, mais nous le répétons, cela est l'exception et ne se voit que dans les arthrites très légères (Valtat).

Nous n'avons pas remarqué qu'elle fût ascendante comme le dit M. Descosse, qu'elle se dirigeât de la périphérie vers le tronc et, à la suite d'une affection du genou, on peut voir la jambe et le pied s'atrophier.

Nous avons dit qu'elle portait d'abord sur les muscles les plus articulaires; mais, dans les cas anciens, il n'est plus possible de faire cette distinction et, parfois, alors que les muscles de l'éminence thénar, hypothénar et les intérosseux ont disparu, on peut confondre cette lésion avec l'atrophie musculaire progressive. L'examen soigneux des jointures et la marche de l'affection permettront toujours de la distinguer.

Observation IV.

(Salle Saint-Paul, numéro 8).

C. Nicolas, 51 ans, vernisseur. Ce malade, entré le 6 août 1880 dans le service de M. Debove, nous raconte qu'il a eu une première attaque de rhumatisme dans le poignet gauche en 1853. La maladie disparaît, mais il garde de la paresse (*sic*) dans le bras. Sept ou huit ans après nouvelle poussée, le poignet reste gros et malade ; ses articulations se prennent successivement, les épaules en dernier lieu.

Aujourd'hui toutes les articulations petites et grandes sont prises. Le malade est très émacié.

Les muscles postérieurs et latéraux de l'avant-bras gauche sont absolument atrophiés, les fléchisseurs qui conservent un certain volume sont contracturés et déforment la main en griffe.

La main est décharnée et sans muscles, — les articles jouissent de mouvements provoqués, étendus et pas très douloureux, — pas de mouvements volontaires.

Cependant, au coude, les mouvements de flexion sont encore possibles.

Mais le malade ne peut étendre qu'avec une peine extrême son bras, dont les muscles sont très émaciés, à l'exception du seul biceps qui garde encore un certain volume lors de la contraction.

Atrophie complète du deltoïde ; les pectoraux, les sus et sous-épineux ne peuvent être examinés d'une manière suffisante, mais on constate une dépression profonde au niveau des fosses sus et sous-épineuses.

A droite, où les lésions articulaires sont de date plus récente, l'atrophie est considérable aussi, mais moindre qu'à gauche.

La mensuration nous donne à 4 centimètres du poignet :

M. G.	M. D.
14 cent.	15 cent. 25 mm.
Au milieu :	
17 c. 25	19 — 25 —

Les cuisses, les jambes, les fesses sont très atrophiées. On sent comme à nu les crêtes osseuses, mais la mensuration ne nous indique rien, le malade ne pouvant pas nous renseigner sur l'époque de l'envahissement de chaque jointure.

Observation V

Henrion, 58 ans, entré le 14 juillet 1877, salle Sainte-Marie, lit n° 23.

Le malade qui fait le sujet de cette observation, est un homme d'une stature au-dessus de la moyenne et qui, jeune, jouissait, nous dit-il, d'une force musculaire remarquable. Piqueur chez un riche financier, il affrontait volontiers toutes les intempéries, et malgré cette existence active et accidentée, il n'a jamais été malade.

Ses parents étaient de bonne santé. Son père est mort à 90 ans ; dans les dernières années de sa vie, il se plaignait parfois de douleurs rhumatismales. Sa mère est morte plus jeune, — 48 ans, — peut-être d'une hémorrhagie cérébrale, d'après le tableau qu'il nous fait.

En 1868, H. . . a une première attaque de rhumatisme dans l'articulation tibio-tarsienne gauche (douleur, rougeur, gonflement, fièvre, impotence du membre).

Soigné par M. Péan, il reprend ses occupations au bout de quinze jours, et durant trois mois il se porte bien. A cette époque, les petites articulations des mains et successivement les poignets se prennent, puis les genoux. Les articles sont gros et douloureux; M. le professeur Richet fait des applications de pointes de feu. Mais le mal va sans cesse augmentant, et il entre à Bicêtre le 14 juillet 1877, souffrant beaucoup et marchant très difficilement l'aide de béquilles. Peu après son entrée, ses épaules, jusqu'alors libres, deviennent malades.

Depuis environ dix-huit mois à deux ans, il a remarqué que ses jambes et plus tard ses bras maigrissaient énormément.

Il y a sept à huit mois, arthrite temporo-maxillaire; aujourd'hui craquement ainsi que dans les articulations du cou.

Etat actuel : 1° toutes les articulations sont malades, grosses, mais non ankylosées ; 2° les bras inertes pendent le long du thorax, les avant-bras sont fléchis à angle droit sur les bras, et on peut sentir le biceps, contracturé, tendu comme une corde ; les mains présentent les déformations caractéristiques du rhumatisme articulaire chronique progressif; les jambes sont fléchies sur les cuisses et le malade ne s'étend pas dans son lit ; les articulations coxo-fémorales restent libres.

3° Ce qui frappe surtout dans l'examen des membres de ce malade, c'est l'atrophie considérable des muscles.

Les éminences thénar et hypothénar, les muscles interosseux sont tellement atrophiés qu'on croirait au premier abord avoir affaire à une atrophie musculaire progressive d'origine médullaire.

Il semble que les muscles postérieurs des bras n'existent plus, et, à ce propos, nous rappellerons que cet homme était d'une force fort au-dessus de la moyenne.

Les muscles de l'épaule sont également très atrophiés et les deltoïdes tellement émaciés que l'on sent, comme si elles n'étaient recouvertes que de la peau seule, les têtes humérales.

4° Les articles ne jouissent pas de leur mobilité ordinaire, mais peuvent cependant être le siège de mouvements provoqués assez étendus. — Quant aux mouvements volontaires, ils sont entièrement abolis.

Le bras mesure	au milieu,	19	centimètres ;
—	au poignet,	15	—
La cuisse,	au milieu,	29	—
La jambe,	au milieu,	25	—
Au-dessus des malléoles,		19	—

On conçoit facilement qu'ainsi que M. Besnier (1) le fait observer l'atrophie qui accompagne les arthrites favorisent es déformations et que les subluxations seront d'autant plus faciles que, lorsque certains muscles se contractureront, la tonacité sera totalement abolie dans leurs antagonistes. Et ne semblerait-il pas que cette abolition du tonus musculaire, cette parésie du début et l'atrophie consécutive puisse favoriser la production de la « contraction réflexe ascendante par traumatisme articulaire, » telle que la décrit Duchenne (2) (de Boulogne)?

« Elle survient, en général, à la suite de violences exercées sur certaines articulations, principalement sur l'articulation du poignet, dans une chute faite sur le dos ou sur la paume de la main, violences qui produisent une arthrite plus ou moins intense, ou une simple et courte douleur articulaire. La contracture qui est apparue quelquefois peu de temps après que l'articulation n'est plus douloureuse et lors même qu'elle paraît entièrement guéri, siège alors dans un plus ou moins grand nombre de muscles moteurs de cette articulation ; puis à la longue, elle s'étend à des muscles moteurs d'autres articulations du membre du même côté. »

La contractilité électrique n'est pas abolie dans les premiers temps. Arrivée à une période plus avancée, les muscles sont moins sensibles à cet excitant. Nous avons essayé de l'électricité faradique et galvanique et les pôles appliqués sur des muscles très atrophiés ne nous ont rien donné. Il en a été de même lorsque les deux pôles correspondaient au muscle ou bien l'un au muscle, l'autre au nerf. Nous

(1) Loc. cit.

(2) Nouveau dictionnaire de médecine et de chirurgie pratiques, t. XXIII, Articles muscle.

avons eu soin à chaque expérience de mouiller la peau en contact avec les pôles.

Nous n'avons pas, dans les cas de rhumatisme, de goutte et dans les arthropathies ataxiques, rencontré, l'adipose sous-cutanée mentionnée par M. Colette. Nous ne mettons pas cependant en doute l'existence de cette lésion signalée aussi par MM. Rendu et Descosse.

Nous a v ons chezus nos malades interrogé avec soin l'état de la sensibilité des téguments, et nous n'avons pas constaté de différence marquée avec le compas de Weber.

CHAPITRE III.

ANATOMIE PATHOLOGIQUE ET PATHOGÉNIE.

ANATOMIE PATHOLOGIQUE. — L'atrophie que nous allons maintenant étudier au point de vue anatomo-pathologique, rentre dans la classe des atrophies simples.

Macroscopiquement, les muscles sont émaciés, flasques, leur ventre est effacé, leur coloration est jaunâtre, teinte feuille morte et on n'observe dans aucun cas traces d'inflammation.

Examinées au microscope les fibres provenant d'un de ces muscles présentent leur striation longitudinale et transversale à peu près normale. Parfois elle est masquée par des granulations que fait disparaître l'acide acétique.

Les noyaux du sarcolemme qui garde sa transparence, semblent en voie de prolifération, mais on ne rencontre cette modification que sur un très petit nombre de fibres.

M. Debove a aussi observé que le pérymisium semblait, dans les cas de rhumatisme chronique très ancien, augmenté de volume.

On sait que Rindfleisch (1), admet que dans l'atrophie simple, il y a participation du tissu connectif des muscles.

Mais la véritable lésion est la diminution des fibres musculaires qui mesurent à peine deux centièmes, et même un

(1) Traité d'anatomie pathologique. Lraduction de Gross. Paris, 1872.

centième de millimètre. L'atrophie serait considérable si pour tous les faisceaux il en était ainsi. Dans les cas récents la diminution ne porte que sur certains d'entre eux qui restent disséminés aux milieu des fibres saines et dont le nombre augmente parfois très rapidement.

Les ramifications nerveuses ne présentent trace de névrite ni de peri-névrite. La moelle examinée avec le plus grand soin ne révèle, dit M. Debove, aucune lésion qui puisse expliquer l'atrophie.

Pathogénie. — Comment se produit la complication atrophique des arthrites? Nous avons vu en faisant l'historique, combien les opinions sont divergentes à ce sujet et que chaque auteur a émis la sienne. La plus généralement adoptée est celle de l'inertie fonctionnelle. Il est vrai qu'il est un fait d'observation sur lequel on peut appuyer cette théorie : chez les personnes à système musculaire très développé, chez les gymnasiarques, par exemple, on voit pendant le repos prolongé diminuer les parties les plus exercées. Appellera-t-on ceci de l'atrophie? Nous ne le pensons pas, et il suffit à ces personnes de reprendre leurs exercices pour voir leurs muscles revenir à leur volume primitif. Cette diminution des parties qui peut, en quelques jours, devenir très manifeste et être représentée par une différence de plusieurs centimètres pourra, à notre sens être attribuée à deux causes : ou les parties liquides que baignent le muscle sont en moins grande quantité pendant le repos; ou les fibres musculaires hypertrophiées par l'exercice, comme le veulent certains physiologistes, revienne à leur volume initial et les fibres de néo-forma tions, qu'admet Zenker, se résorbent. Cette seconde hypothèse, disons le, nous paraît de beaucoup moins vraisemblable que la première, car nous l'avons dit, la diminution des muscles est très rapide.

Mais le mal fondé de la théorie de l'inertie n'apparaît-il pas mieux, si, avec M. le professeur Vulpian (1), on observe que dans les hémiplégies de cause encéphalique et les paraplégies d'origine médullaire, les muscles paralysés ne s'atrophient que très lentement? Et que comme le fait remarquer M. Valtat « l'extrême rapidité avec laquelle surviennent dans tous les cas (arthrites graves et douloureuses ou hydarthroses, à peu près indolentes) les lésions atrophiques, suffirait à elle seule, pour faire rejeter toute intervention de l'inaction musculaire dans la production de ces phénomènes. »

L'observation de la marche de l'affection ne permet pas d'admettre, comme le fait M. Sabournin, l'envahissement soit des muscles, soit des dernières ramifications nerveuses par le processus inflammatoire, les expériences de M. Valta et la nécropsie du malade de M. Debove, démontrent l'inanité de cette supposition.

Nous avons déjà dit qu'après l'examen microscopique on ne pouvait pas davantage admettre la théorie de la névrite ascendante de M. Descosse.

On sait que la névrite est rare, et que l'on peut trouver les tubes nerveux baignant dans un foyer purulent, sans présenter trace d'altération (2) ; mais on ne peut pas nier son existence.

Nous ferons, toutefois, observer que, si dans certains cas d'arthrites compliquées d'atrophie, on observe quel-

(1) Voir page 18.

(2) Cornil et Ramier. Manuel d'histologie pathologique Paris, 1869, page 601.

ques-uns des symptômes qui sont propres à l'inflammation nerveuse, il n'en est pas de même dans la majorité des cas.

Si on conçoit que la névrite d'un rameau nerveux puisse amener l'atrophie de certains muscles innervés par ce rameau, comment admettra-t-on qu'elle cause l'atrophie de tout un membre, comme dans les cas de goutte et de rhumatisme chronique ? On devra parfois aussi supposer que la névrite porte sur un nerf mixte, dont les muscles atrophiés dépendent ; or, a-t-on jamais observé sur son trajet le symptôme douleur ? Mais encore, la névrite n'entraîne pas seulement l'atrophie musculaire, et on sait que les expériences de Klem (1) ont démontré, dans les cas aigus, les caractères de la myosite.

Nous n'avons pas remarqué dans le rhumatisme, la goutte et les arthropathies ataxiques les troubles que décrit M. Descosse et qu'on pourrait rattacher à la névrite ; mais si nous ne croyons pas que celle-ci cause l'atrophie, nous admettons volontiers que, dans certaines circonstances déterminées, elle puisse exister, et nous nous rappelons avoir observé dans le service de Broca, à Necker, un fait qui confirmerait cette manière de voir. Il s'agissait d'une luxation ancienne de l'épaule droite ; le malade venait réclamer des soins contre la paralysie très avancée de son deltoïde. L'articulation scapulo-humérale ne gardait aucune trace d'arthrite. Les muscles deltoïdes, sus et sous-épineux étaient manifestement atrophiés. A la partie postérieure du thorax au niveau et dans presque toute l'étendue de la fosse sous-épineuse il y avait une grande quan-

(1) Article nerf. In nouveau dictionnaire de médecine et de chirurgie pratiques, t. XXIII. Paris, 1877.

tité de poils longs, rudes et très serrés. Cette difformité était apparue peu de temps après le traumatisme ; mais, depuis ongtemps, restait stationnaire à l'encontre de l'atrophie es muscles, qui causait des troubles fonctionnels dont la gravité augmentait chaque jour au dire du malade.

Nous nous rangeons pleinement à l'opinion de M. le professeur Vulpian (1), et nous croyons que la complication que nous venons d'étudier est un phénomène d'ordre réflexe : l'irritation des filets nerveux de l'articulation dé·ermine dans les centres trophiques de la moelle une perturbation suffisante pour causer l'atrophie du membre dont l'article est malade.

L'opinion précédente n'est-elle pas, du reste, confirmée par ce fait que l'atrophie est précédée de l'abolition du tonus musculaire ? On sait que la tonicité est un phénomène réflexe, qui n'implique pas seulement l'intervention des nerfs moteurs et de la moelle, mais aussi celle des nerfs sensibles. Brondgeest a pu, en sectionnant les nerfs sensitifs provenant d'une partie dont les muscles sont en parfait état de tonicité, faire immédiatement disparaître celle-ci (M. Duval (2)). L'irritation nerveuse admise par M. Vulpian et qu'indique suffisamment la douleur, produit, à notre avis, le même effet : ce qui tendrait à confirmer que, comme l'observent sir James Paget (3) et M. Valtat (4), l'acuité de l'arthrite a une influence marquée sur l'intensité des phénomènes atrophiques.

Il existe entre les diverses parties de l'appareil locomoteur des connexions très étroites, et on peut admettre, sans

(1) Voir page 18.

(2) Article Muscle. — N. Dictionnaire de médecine et de chirugie pratique, t. 23.

(3) Voir page 20.

(4) Thèse.

courir le danger d'émettre une hypothèse hardie, que le maladies des articulations influent sur la vitalité des muscles et des os et réciproquement. Ces faits ont été déjà constatés pour les fractures par M. Berger (1), qui a montré la fréquence des arthrites consécutives à ces traumatismes, arthrites de voisinage, comme les appelle M. Gosselin (2).

On pourra peut-être nous objecter que, si l'atrophie est de nature réflexe pour le rhumatisme et la goutte, il n'en est pas ainsi pour les arthropaties des ataxiques, et qu'elle reconnaît pour cause l'envahissement des cellules des cornes antérieures par le processus scléreux.

A ceux-ci nous répondrons, en nous appuyant de l'autorité de M. Debove que, si l'arthropathie et l'atrophie musculaire dépendaient d'une même cause, l'altération des cellules motrices de la moelle, il n'y aurait aucune raison pour que l'atrophie musculaire ne put être la première en date ; or, il est d'observation, qu'elle est toujours consécutive (*communication orale*). Bien plus, on n'observait pas l'atrophie limitée à certains muscles comme dans nos observations 1 et 2, mais à tout le membre. Et, enfin, il n'est pas du tout démontré que les arthropathies des ataxiques reconnaissent pour cause l'envahissement des cellules des cornes antérieures par la sclérose, car si dans les observations de MM. Charcot et Joffroy, de M. Pierret, — et cet auteur « considère son observation comme loin d'être concluante et penche à admettre que les lésions n'ont pas été assez exactement observés dans toute la longueur de l'axe cérébro-spinal (3), » — de M. Liouville et celle de M. Heyden-

(1) Thèse d'agrégation.

(2) Clinique chirurgicale de la Charité, t. I. Paris, 1879.

(3) Michel, loc. citée.

reich, si dans ces observations, dis-je, on remarque quelques lésions vagues et mal déterminées. Par contre, on n'a rien trouvé dans celle de M. Bourceret (la moelle fut examinée par M. Coyne dans toute son étendue, les coupes microscopiques étant distantes de 4 à 6 millimètres), ni dans les deux observations de M. Raymond.

« En résumé, dit M. Michel à qui nous empruntons les détails qui précèdent, sur sept observations avec nécropsie et examen histologique de la moelle, nous trouvons deux fois l'atrophie parfaitement indiquée des cornes antérieures dans les points correspondant à l'origine des nerfs qui se rendent à l'articulation malade ; dans deux autres cas, il est question d'une altération de la substance grise, altération mal définie et pouvant laisser quelques doutes sur son existence ; enfin dans les trois derniers cas, l'anatomie pathologique a été tout à fait muette et n'a pu nous fournir aucun renseignement. Si donc, dans un certain nombre de cas, on a observé la coïncidence des arthropathies d'une part, et d'une lésion des grandes cellules grise de la moelle; d'autre part, il est des cas cependant, au moins aussi nombreux, où l'arthropathie a existé sans qu'on ait pu constater la lésion de ces cellules . . . .

« . . . Nous nous associons pleinement aux paroles de M. le Dr Blum : « Pour ce qui est d'établir un lien de cause « à effet entre l'arthropathie ataxique et la lésion des cellu- « les des cornes antérieures; c'est une vue ingénieuse, mais « qui, dans l'état actuel de la question, ne peut être admise « qu'avec les plus grandes réserves. » Cette phrase, écrite en 1875, présente aujourd'hui encore un degré plus grand de vérité, surtout depuis que nous connaissons les résultats négatifs des dernières observations de MM. Raymond et Bourceret. »

BIBLIOTHÈQUE NATIONALE R.F. IMPRIMÉS

CONCLUSIONS.

Les conclusions de notre travail seront les suivantes :

1° Le rhumatisme et la goutte chroniques se compliquent d'atrophie comme la plupart des arthrites.

2° Cette atrophie s'annonce par l'abolition de la tonicité musculaire.

3° L'atrophie qui accompagne les arthropathies des ataxiques est identique et reconnaît la même cause.

4° Cette atrophie est simple, et on ne trouve ni dans les nerfs, ni dans la moelle, de lésions suffisantes à l'expliquer.

5° Elle est d'origine réflexe.

R.F. BIBL... IMPRIMÉS.

Paris. — Typ. A. PARENT, rue Monsieur-le-Prince, 29-31.

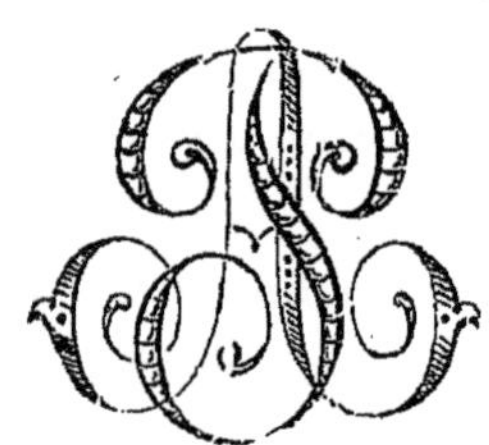

www.ingramcontent.com/pod-product-compliance
Ingram Content Group UK Ltd.
Pitfield, Milton Keynes, MK11 3LW, UK
UKHW020448180726
13839UKWH00004B/1691